AF463544

DE

LA RÉALISATION

DE LA

PLUS GRANDE SOMME DE SÉCURITÉ

POUR LE

SUCCÈS DES OPÉRATIONS OCULAIRES

PAR LE

Docteur A. BOURGEOIS (de Reims)

Avec cinq figures dans le texte

PARIS
OCTAVE DOIN
ÉDITEUR
8, place de l'Odéon, 8

REIMS
MATOT-BRAINE
IMPRIMEUR-LIBRAIRE
6, rue du Cadran-Saint-Pierre, 6

1902

DE LA RÉALISATION

DE LA

PLUS GRANDE SOMME DE SÉCURITÉ

POUR LE

SUCCÈS DES OPÉRATIONS OCULAIRES

PAR LE

Docteur A. BOURGEOIS (de Reims)

Avec cinq figures dans le texte

PARIS
OCTAVE DOIN
ÉDITEUR
8, place de l'Odéon, 8

REIMS
MATOT-BRAINE
IMPRIMEUR-LIBRAIRE
6, rue du Cadran-Saint-Pierre, 6

1902

DE LA RÉALISATION

DE LA

PLUS GRANDE SOMME DE SÉCURITÉ

POUR LE

Succès des Opérations oculaires

Les progrès accomplis en chirurgie oculaire ont, comme en chirurgie générale, marché de pair avec l'application de la méthode antiseptique. Aujourd'hui, l'infection post-opératoire est exceptionnelle, et il n'y a guère que l'opération de la cataracte qui apporte encore de temps à autre quelque mécompte à ce sujet. Sous le rapport des précautions à prendre, on pourrait donc diviser les opérations en deux catégories : les opérations intra-oculaires, qui exigent la plus grande minutie, et les opérations extra-oculaires, dans lesquelles une rigueur moindre n'amènera aucune complication. Je passerai en revue ces deux groupes d'opérations, en insistant surtout sur les soins à donner dans les interventions intra-oculaires et particulièrement la cataracte. Il est dans les attributions de l'ophtalmologiste de faire tous ses efforts pour mener à bien toutes les opérations qui lui sont confiées. Des procédés simples permettent d'y arriver : c'est ce que je me propose d'exposer dans ce travail (laissant bien entendu de côté la technique chirurgicale, traitée dans les ouvrages spéciaux).

A. — Opérations extra-oculaires

I. Préparation du malade. — Pour une opération de strabisme, pour une restauration de paupières, pour une énucléation, etc., il n'est pas nécessaire que le sujet se prépare longtemps à l'avance. Le lavage antiseptique de la région, pratiqué avant l'acte opératoire, suffit toujours. Il consistera en lotions faites au moyen de tampons d'ouate hydrophile, stérilisés et imbibés de solution de cyanure de mercure au millième, tiède ou chaude.

Il va sans dire que les mains du chirurgien auront subi un brossage avec savonnage à l'eau chaude ; les savons à l'acide borique ou au borate de soude suffisent pour la pratique ophtalmologique, et n'abîment pas les mains, comme le sublimé ou l'acide phénique.

Sur le lit ou la chaise d'opérations, le front et les cheveux du patient seront dissimulés sous une serviette, pliée en triangle et fixée sous l'occiput. Une autre serviette sera étalée sous le cou et sur la poitrine. En général, il n'est pas indispensable de disposer des compresses sur les parties voisines du champ opératoire, puisqu'elles ont été préalablement nettoyées.

Je n'insiste pas davantage ici sur certains autres détails, se rapportant notamment aux collyres, à la salle d'opérations et aux aides, ayant à y revenir à propos de la cataracte.

II. Stérilisation des Instruments. — Pour cette catégorie d'opérations, on se contentera de l'immersion dans l'alcool absolu ou du flambage. Les instruments nickelés supportent un passage rapide dans la flamme d'une lampe à alcool. Chaque série d'instruments se rapportant à une opération déterminée, est, après stérilisation, disposée méthodiquement sur un plateau de porcelaine, recouvert d'une peau de chamois fraîchement imprégnée de solution d'acide phénique à 5 pour cent. Une peau semblable recouvre les instruments jusqu'au moment de leur emploi. En procédant ainsi, je n'ai jamais eu la moindre infection du fait des instruments. Et si quelque petit accident septique a pu se produire, cela venait des fils, à une époque où je ne mettais pas en pratique les procédés que je vais indiquer.

III. Désinfection des fils de sutures. — Le catgut est relativement peu employé en chirurgie oculaire ; en raison de sa finesse, sa résorption trop rapide peut contrarier la réunion des parties qu'il est destiné à rapprocher. Les fils de soie sont d'un usage courant ; il faut qu'ils soient extrêmement fins, dans certains cas, comme pour les sutures de la cornée, les autoplasties ; dans d'autres cas, plus résistants et partant plus gros, comme pour l'avancement musculaire, certains procédés opératoires d'entropion. On trouve, dans le commerce, des soies plates bien stérilisées, conservées dans le naphtol et enfermées dans des récipients hermétiquement clos. Mais le numéro le plus fin de ces soies (double zéro), est encore trop gros pour quelques interventions, une suture de cornée, par exemple.

Le point le plus délicat, le plus dangereux au point de vue de l'infection est l'enfilage dans le chas de l'aiguille. Pour que ce temps soit effectué avec rapidité, je ne me sers plus que d'aiguilles à chas à ressorts. Chaque aiguille, avant d'être chargée, est plongée dans l'alcool, puis saisie avec une pince flambée et enfin passée rapidement dans la flamme d'une lampe à alcool. Les ciseaux, qui coupent les fils, ont été préalablement flambés, et les doigts qui prennent la soie ont été aussi parfaitement aseptisés que possible.

Pour parer aux dangers d'infection presque inévitables dans l'enfilage des aiguilles, attendu que cette opération ne peut pas toujours être surveillée par le chirurgien, j'ai recours au procédé que je vais décrire, lequel procédé permet au surplus d'avoir des aiguilles et des fils de soie bien désinfectés très rapidement, au moment même où l'on va s'en servir.

La figure ci-contre rend compte du dispositif adopté, de dimensions moyennes. Un récipient de verre, muni d'un couvercle fermant bien, contient un autre récipient de verre de forme cylindrique. Les aiguilles enfilées plongent dans le récipient central, les fils passant par dessus le bord de ce dernier et flottant dans l'intervalle laissé entre le vase intérieur et le récipient à couvercle. De cette façon, les fils ne s'emmêlent pas entre eux.

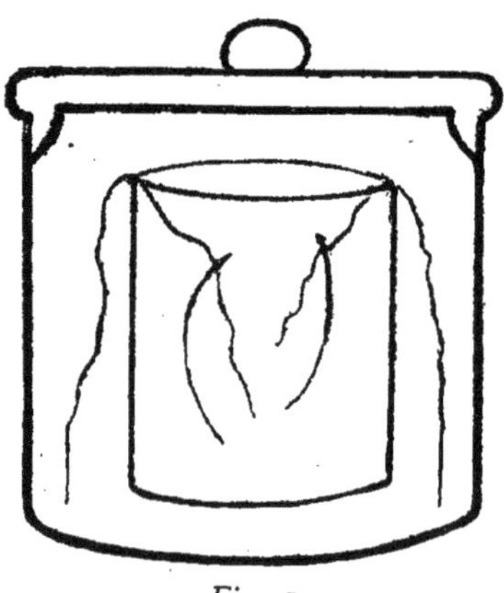

Fig. 1

Le liquide employé pour la désinfection est du chloroforme pur, dont le niveau doit dépasser le récipient intérieur. Les fils peuvent être laissés dans le liquide pendant une demi-heure, et davantage si le chloroforme ne contient pas d'alcool ; la présence de l'alcool peut oxyder les petites aiguilles, mais seulement au bout d'une demi-heure.

Au moment de l'opération, chaque aiguille est saisie, dans l'appareil, avec une pince à mors plats flambée, pour être placée, sans être touchée avec les doigts, dans le porte-aiguilles. Cette manipulation donne au chloroforme le temps de s'évaporer.

Les soies noires, que l'on trouve dans le commerce, ne sont pas décolorées par le chloroforme, quelle que soit leur ténuité.

Comme on le voit, cet appareil est d'une grande simplicité. On peut en adopter plusieurs dimensions, selon le nombre d'aiguilles qui paraissent nécessaires pour une séance opératoire.

IV. Pansements. — La nécessité de l'application d'un pansement après les opérations s'impose en chirurgie oculaire comme en chirurgie générale. Ce pansement est surtout protecteur, et destiné à empêcher les attouchements avec les doigts. Dans les opérations extra-oculaires, il est appliqué sur le seul œil opéré. Mais, lorsqu'il y a lieu d'obtenir en outre une certaine immobilisation, comme dans l'avancement musculaire, les deux yeux sont placés sous le pansement.

Chaque pansement comprend une petite compresse de tarlatane fine, carrée ou rectangulaire, pliée en quatre. Une compresse de cette forme ne se recroqueville pas et ne produit pas de plis sur l'œil, ainsi qu'il arrive avec une compresse de forme elliptique (adoptée généralement). Par dessus la compresse, on place un tampon d'ouate hydrophile, sèche et lâche. Le tout est maintenu par une bande de toile fine et souple. Compresses, ouate et bandes sont stérilisées dans un appareil, dont la description va suivre ; préalablement, compresses et bandes ont été lavées dans l'eau bouillante. Le pansement est toujours appliqué sec et sortant de l'appareil.

Il n'est fait d'exception que lorsqu'il y a nécessité d'obtenir une immobilisation plus complète. On emploie alors une bande de tarlatane apprêtée, trempée au préalable dans une solution de cyanure au millième, et qui, par dessication, donne un pansement tenant bien.

J'ajouterai que toute bande doit avoir une longueur de 5 à 6 mètres, seule garantie de solidité du pansement.

Le pansement rare est la règle, après toute opération. Le premier pansement est levé, en général, le troisième ou le quatrième jour. Il est renouvelé ensuite tous les jours ou tous les deux jours.

Une modification existe pour la blépharoplastie. Pour éviter l'agglutination de la compresse avec la partie restaurée, on interpose entre elles deux une feuille d'étain (papier de chocolat), qui a été immergée avant l'usage dans une solution de cyanure. De la sorte, lorsqu'on change le pansement, on ne risque pas d'arracher les greffes.

V. Appareil a stérilisation des pansements. — Je donne la préférence à un stérilisateur Poupinel, construit par la maison Lequeux. M. Train, ingénieur attaché à cette maison, a fait subir pour mon usage, des modifications importantes à cet appareil, ainsi qu'il ressortira de la description suivante.

Le stérilisateur, porté sur trois pieds, a une hauteur totale de 60 centimètres. L'étuve, tout en cuivre, a 40 centimètres de hauteur, 35 centimètres de profondeur et 30 centimètres de largeur. Elle comprend cinq compartiments, recevant cinq boîtes cylindriques avec fermeture hermétique : chaque boîte a une hauteur de 28 centimètres et 9 centimètres de diamètre. A la partie supérieure de l'étuve est disposé, en R, un régulateur de température bi-métallique, en communication d'une part avec la prise de gaz, d'autre part avec le brûleur. Dans la boîte centrale est placée une gaîne métallique, qui reçoit un thermomètre T. Une petite ouverture, à opercule mobile, laisse passer l'extrémité du thermomètre à travers la porte de l'étuve, qu'il

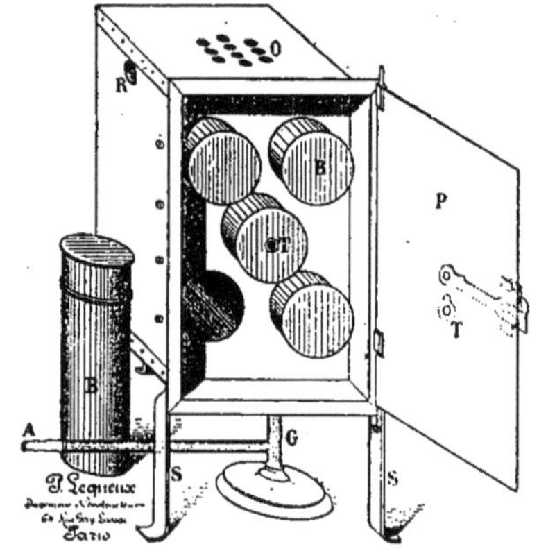

Fig. 2

n'est pas besoin d'ouvrir pendant la stérilisation pour vérifier la température.

Chaque boîte reçoit une seule espèce d'objets de pansements : ouate hydrophile en boules, bandes, compresses, que l'on dispose toujours dans le même compartiment, afin de ne pas ouvrir inutilement une boîte, quand on veut prendre une pièce dont on a besoin.

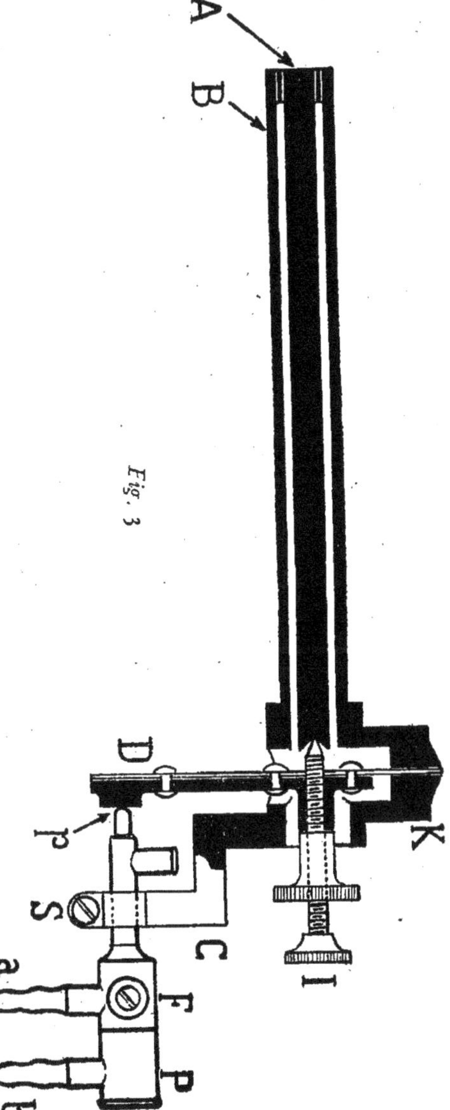

Fig. 3

La stérilisation demande environ deux heures, une fois que l'appareil a été réglé. La température qu'il convient d'atteindre est 130 degrés. On peut la dépasser, et aller à 140 degrés, si l'on veut une stérilisation plus absolue. Mais au-delà de 130 degrés, l'ouate et les compresses commencent à jaunir. En somme, un chauffage à 130 degrés (indiqués au thermomètre central), maintenu pendant un quart d'heure, suffit pour donner toute garantie dans les opérations oculaires.

Comme on le voit, ce stérilisateur à pansements est très pratique. Il tient fort peu de place, et présente un fonctionnement très simple. Il permet de stériliser vingt pansements : ceux-ci épuisés, on recharge l'appareil pour une nouvelle série, plus rapidement renouvelée que dans les étuves de même forme de la maison Lequeux, comprenant sept boîtes métalliques.

Le dessin de l'appareil à cinq boîtes, fait spécialement pour ce travail, explique et complète la description précédente.

La figure 3, représentant le régulateur, rend un compte exact de son fonctionnement. La tige bi-métallique A B, qui entre tout entière à la partie supérieure de l'étuve, en R, a une longueur de 24 centimètres. La longueur du mécanisme KDP est de 15 centimètres. Ce mécanisme est facile à comprendre. Le réglage s'effectue au moyen de la vis I, que l'on bloque au moyen de la vis adjacente, lorsque la température de 130 degrés a été atteinte. C'est le levier D qui, actionné par la dilatation de la tige bi-métallique d'une part, et par la vis de réglage d'autre part, laisse passer une plus ou moins grande quantité du gaz allant au brûleur, en poussant ou en relâchant le piston mobile p.

B. — **Opérations intra-oculaires**

I. Considérations préliminaires. — Dans ce groupe, j'ai surtout en vue l'opération de la cataracte, les autres interventions, comme l'iridectomie, la sclérotomie se terminant toujours de la façon la plus simple, avec les précautions usuelles. Et j'insisterai d'autant plus sur la cataracte, que l'on a une tendance aujourd'hui à considérer cette opération comme extrêmement simple et à faire partager cette manière de voir par le public non médical.

Je suis arrivé actuellement au chiffre de 1,200 opérations de cataracte, chiffre inscrit sur mon registre d'opérations. J'ignore s'il y a des régions où les cataractes sont toutes simples et faciles à extraire; mais j'affirme que, dans notre contrée, il en est de fort difficiles, comme ont pu en juger les confrères civils ou militaires qui ont assisté à mes séances opératoires. Sur cent opérations, j'estime qu'il y en a cinquante qui s'opéreront sans difficulté, trente qui seront moins simples et vingt qui seront difficiles.

En chirurgie oculaire, aucun résultat opératoire ne doit être laissé au hasard ; tout doit être prévu et peut l'être. De telle sorte que, si un cas d'infection se produit, le chirurgien n'en ait pas la conscience chargée.

Si l'on voulait envisager minutieusement toutes les conditions à remplir, il faudrait étudier séparément les trois points suivants : 1° préparation du malade dans les mois qui précèdent l'opération ; 2° exécution de l'opération ; 3° conduite à tenir avant, pendant et après l'opération.

En ce qui concerne le premier point, j'ai donné ce conseil et l'ai développé, à la page 104 d'un petit ouvrage récent (1) : « Le médecin traitant contribuera largement au succès de l'opération en mettant les malades dans les conditions les plus favorables ; c'est un grand service qu'il leur rendra avant de les adresser à l'ophtalmologiste. » Ce sujet mériterait une étude très complète et je le reprendrai quelque jour.

Le mode d'exécution de l'opération doit avoir été, autant que possible, prévu et médité à l'avance. Je n'ai pas à y insister dans ce travail ; je résumerai seulement les méthodes qui peuvent s'appliquer aux différents cas et permettent de résoudre toutes les difficultés :

a. Extraction simple (intervention la plus fréquente).

b. Extraction avec iridectomie.

c. Iridectomie préalable (quelques semaines avant l'extraction).

d. Méthodes exceptionnelles, mais pouvant rendre de grands services :

d'. Abaissement.

d". Extraction par kératotomie latérale externe et sutures de la cornée.

(J'ai traité ces deux questions dans deux mémoires, la deuxième publiée dans les *Annales d'oculistique*, janvier 1901 ; la première dans les *Bulletins de la Société française d'ophtalmologie, 1902*.)

J'ai surtout pour but de m'occuper du patient, une fois qu'il s'est mis entre les mains du chirurgien. Et les soins que recevra l'opéré entrent pour la plus grande somme dans le résultat de l'opération. Aussi parcourrai-je avec quelques détails les différents points qui se rattachent à cette importante question.

(1) Précis de thérapeutique oculaire usuelle, 3e édition. — Octave Doin, éditeur, Paris.

II. Hygiène et installation du malade. — Je dirai de suite que je ne suis pas partisan des opérations faites à domicile. Si, à la rigueur, cela peut être sans inconvénient pour une opération de strabisme, voire d'iridectomie, il n'en va pas de même pour la cataracte. Outre que le local le plus souvent ne s'y prête pas, soit par insuffisance d'éclairage, soit par l'excès de tentures, soit pour des causes septiques qui peuvent être ignorées, le malade ne saurait trouver au milieu des siens le calme dont il a besoin. Du moment que l'on interdit toute visite et toute agitation le jour de l'opération, pour que cette mesure puisse être rigoureusement exécutée, il faut que le malade quitte le milieu familial. C'est dans la maison de santé ou dans la clinique spécialement installée, et là seulement qu'il peut être dans les conditions les plus favorables au succès de son opération. Certes on obtient de bons résultats en opérant dans une chambre quelconque, même dans une chambre d'hôtel; mais cette pratique n'entraînerait-elle qu'un insuccès sur mille qu'elle doit, autant que possible, ne pas être encouragée.

La maison de santé ou la clinique, et il en est de même du service hospitalier (1), doivent être réservés aux seuls malades atteints d'affections oculaires, les opérés de cataracte notamment ne pouvant qu'être influencés défavorablement par le voisinage de cas chirurgicaux ou médicaux. Et, dans toute installation ophtalmique, il y aura une ou deux salles d'isolement pour les purulents (ulcérations de la cornée, panophtalmies, conjonctivites contagieuses, etc...). Les opérés de cataracte seront placés dans une chambre à un lit, à deux lits au plus. Il va sans dire que le mobilier de chaque chambre sera réduit à sa plus simple expression, sans aucune tenture. Ou, si les rideaux aux fenêtres sont imposés, ils seront en étoffe supportant le lavage. L'obscurité complète, dans une chambre de malade, est inutile. Des persiennes suffisent, et elles ne seront fermées qu'au moment où le soleil donnera. Les chambres de malades seront contiguës (sauf les locaux d'isolement), afin qu'ils puissent communiquer entre eux, si tel est leur bon plaisir. Mais elles auront toutes

(1) A l'étranger (Allemagne, Angleterre, Autriche, Suisse) les maladies des yeux sont traitées dans des pavillons spéciaux, parfaitement aménagés, et toujours complètement séparés des autres services, s'ils font partie de l'assistance hospitalière.

une sortie sur un corridor, afin que, pour le service, on ne soit pas obligé de les traverser toutes, et cela dans l'intérêt de la tranquillité des opérés.

Les autres locaux, qui doivent compléter l'installation ophtalmique, sont : une salle d'opérations, autant que possible au même étage que les chambres d'opérés ; une salle spéciale pour les pansements et pour les traitements divers, avec adjonction d'un cabinet noir, ce dernier assez grand pour permettre au besoin de pratiquer une opération nécessitant la lumière artificielle.

Je n'insiste pas sur les règles hygiéniques qui présideront à la situation générale dans la localité, et à l'organisation des locaux accessoires réservés aux services divers et au personnel. Cela peut se résumer en quelques mots : propreté, bonne aération et désinfection facile.

Tous les effets et vêtements des malades seront déposés dans un vestiaire bien isolé ; ceux-ci ne conserveront avec eux que les vêtements indispensables.

Le régime sera approprié au goût de chaque malade, et, au besoin, à son état de santé (diabète). Dans les trois ou quatre jours qui suivent l'opération de la cataracte, les opérés recevront des aliments très faciles à mâcher, pour éviter les efforts de mastication. Une garde spéciale s'occupera de leur venir en aide pendant les repas, et la même garde restera près d'eux pendant les premières nuits. Il s'agit le plus souvent de personnes âgées, qu'il faut surveiller autant et plus que des enfants.

III. Salle d'opérations et assistance. — Une salle d'opérations, pour la pratique ophtalmologique, n'a pas besoin d'être édifiée avec le luxe que comporte la grande chirurgie. On peut faire plus simple, tout en se mettant dans d'excellentes conditions. Ma salle d'opérations est un local spacieux, ayant sur deux de ses faces de larges baies d'éclairage. Des stores modèrent l'accès des rayons solaires. Le plancher est entretenu à la cire antiseptique (de vente courante dans le commerce). Les murs et le plafond sont peints à l'huile. Aux murs n'est appendu aucun autre ornement qu'une pendule, qui surmonte la cheminée. Les autres choses, peu nombreuses et indispensables, qui se trouvent dans la salle, sont : un lavabo en marbre blanc, avec appareil pour chauffage instantané de l'eau ; l'étuve à stérilisation des pansements, déjà décrite ; trois tables métalliques, faciles à nettoyer ; enfin la vitrine aux instruments. Dans cette vitrine, les instruments pour les opérations intra-oculaires sont séparés de ceux qui servent pour les opérations extra-oculaires ; les instruments employés habituellement pour les interventions septiques, bien que désinfectés avant d'être mis en place, sont isolés et disposés très loin des instruments destinés à la cataracte.

Le meuble le plus important est le fauteuil-lit à opérations. Le modèle auquel je donne la préférence est celui de de Wecker, offrant toute commodité pour installer et maintenir l'opéré. On recouvre le meuble entier d'une toile caoutchoutée, supportant bien les lavages ; la toile caoutchoutée qui sert pour les opérés de cataracte, est enlevée pour les autres opérations et remplacée par une autre. Cela est facile, toute séance opératoire commençant toujours par les opérations de cataracte.

Une chaise longue, dissimulée dans un coin de la salle, est destinée aux opérés qui ne peuvent retourner dans leur chambre aussitôt l'opération terminée (malaise, syncope, nécessité de l'immobilité).

Les aides du chirurgien sont au nombre de trois : l'assistant habituel, participant aux opérations ; les deux autres personnes faisant partie du personnel de la maison, l'une aidant au besoin et tenant le plateau à instruments, l'autre présentant les tampons d'ouate stérilisée, nécessaires au cours de l'opération, et s'occupant du malade. L'uniforme du chirurgien et des aides consiste en un tablier de toile blanche à bavette, et en manchettes de même composition, garnissant la longueur des bras. De cette façon, les vêtements ne peuvent avoir aucun contact avec la figure de l'opéré.

Les opérations de cataracte et les interventions les plus importantes se font à jour fixe, de façon à assurer une préparation minutieuse de la salle d'opérations et de son matériel. Seuls les membres du corps médical ont accès dans la salle d'opérations. On n'y laisse pas pénétrer les personnes de la famille, leur présence ne pouvant que troubler le malade.

Je dirai une fois pour toutes, pour n'avoir pas à y revenir, que tous les objets ou récipients, destinés aux opérations de cataracte, servent uniquement à ces opérations et sont mis en réserve aussitôt après.

IV. Préparation du malade. — 1° *Dans les jours qui précèdent l'opération.* — Si le malade a été vu quelque temps avant l'opération, on lui conseillera de faire des lotions fréquentes à l'eau boriquée à 4 p. cent, de façon à lotionner, non pas le globe oculaire, mais la région des cils, les paupières et les sourcils. Une solution plus antiseptique, confiée au malade, aurait pour inconvénient, étant employée sans discernement, d'irriter l'œil, et le malade se présenterait avec un œil inopérable. On recommandera aussi d'éviter les attouchements avec les mains. Il va sans dire que les personnes atteintes d'affections des voies lacrymales, des paupières, de la conjonctive ou des fosses nasales seront mises dans l'obligation de faire soigner et guérir ces affections, avant que l'on songe à l'extraction de leur cataracte.

2° *La veille de l'opération.* — Il y a grand avantage à faire venir le malade trois ou quatre jours avant l'opération. Mais ce n'est pas toujours facile. A la rigueur, si les annexes de l'œil sont saines, il n'y a aucun inconvénient à ce que l'on prenne possession du malade la veille ; mais ceci est de toute rigueur. Un grand bain peut être donné à ceux qui ont l'habitude d'en prendre ; mais il faut n'y point soumettre les vieillards chez qui ce mode de nettoyage serait inconnu ou peu fréquent, surtout en hiver. On ne donnera pas non plus de purgatif, qui, chez certains, joint à l'émotion, produira une diarrhée gênante sous tous les rapports. Le purgatif, s'il était indiqué, aura été prescrit quelques jours avant. On se contentera, le matin de l'opération, d'un simple lavement, seulement s'il est nécessaire.

Inutile d'insister longuement sur la toilette des cheveux et de la barbe, qui s'impose chaque fois.

L'œil à opérer est préparé de la façon suivante : avec un tampon d'ouate stérilisée, on nettoie la région, les paupières étant fermées, avec un peu d'eau tiède savonneuse (savon boriqué) ; puis on complète le lavage avec des tampons bien imbibés de solution de cyanure de mercure au millième (1).

(1) Pour la désinfection des cils, j'ai employé aussi les préparations de biiodure de mercure, recommandées par Panas, et par A. Terson, dans son ouvrage

Après avoir instillé trois gouttes de cocaïne stérilisée au vingtième, on procède à l'irrigation des culs-de-sac de la conjonctive ; cette petite opération, très importante, sera décrite dans le paragraphe suivant. On termine en appliquant un pansement stérilisé, maintenu par une bande, assez solidement pour que le malade n'y passe pas les doigts.

Par de bonnes paroles, enlever au malade toute préoccupation ; et, si possible, le mettre en contact avec des malades dociles, opérés précédemment et qui auront pour mission de le rassurer.

3° *Au moment de l'opération.*— Le malade, revêtu de son linge de corps, avec adjonction, si besoin est, de vêtements propres faciles à enlever, est conduit ou porté jusqu'à la salle d'opérations. On lui fait endosser un long peignoir en coutil léger (se lavant facilement). Puis il est étendu sur le fauteuil-lit. Le bandeau de la veille est enlevé. Le cuir chevelu est isolé par une serviette, descendant sur le front et attachée en arrière de la tête. Après avoir placé le malade solidement, tout en le laissant à l'aise, on fait un nettoyage de la région, semblable à celui de la veille. Puis on instille deux à trois gouttes de cocaïne. Je n'insiste pas autrement sur la stérilisation des collyres, que pour affirmer, avec d'autres, que l'on ne peut avoir de garantie sérieuse, absolue qu'avec les collyres stérilisés et conservés en ampoules scellées, celles-ci ouvertes seulement au moment de l'emploi.

Il va sans dire que le chirurgien et ses aides ont nettoyé leurs mains par le lavage et le brossage à l'eau très chaude, avec savon antiseptique.

Je n'ai pas l'habitude de cacher l'œil sain, à moins que le malade ne le demande impérieusement. On instille trois gouttes de cocaïne dans cet œil, qui de cette façon perd ses réactions tout en conservant ses mouvements, très utiles pendant l'extraction de la cataracte.

Ici se place l'irrigation des culs-de-sac de la conjonctive. Après avoir essayé tour à tour le sublimé, le cyanure, le biiodure, l'acide borique, le boro-borax, je m'en tiens aujourd'hui au sérum chirurgical. Cette substance est destinée à renforcer l'effet des

« Technique ophtalmologique ». Je m'en suis bien trouvé, et si je ne m'en sers plus, c'est uniquement pour ne pas multiplier à l'infini les solutions médicamenteuses.

larmes, dont l'action bactéricide est admise ; elle crée, pour les microbes pathogènes, un milieu pas entièrement aseptique, mais certainement bien moins septique ; et cela surtout par l'absence totale d'effet irritant. M. Jacquet (de Lyon) me fournit, pour cet usage, des tubes de 10 centimètres cubes, stérilisés et scellés. Les tubes sont ouverts au fur et à mesure des besoins, et vidés dans un bol de porcelaine qui a été flambé à l'alcool. Le liquide doit être employé tiède (chauffage au bain-marie).

Pour l'irrigation, je me sers d'une seringue en cristal, modèle Luër, de 10 centimètres cubes, aseptisée par l'ébullition. Cette seringue est armée d'une canule creuse en argent, dont l'extrémité est aplatie et coudée ; le piston étant pourvu d'un anneau métallique, l'instrument fonctionne avec une seule main. On injecte, en propulsant avec une certaine force, vingt à trente centimètres cubes de sérum. Une irrigation plus abondante, par suite plus prolongée, excite et agite certains malades. C'est la seule irrigation qui sera faite. Car, l'opération terminée, l'œil sera fermé et l'on n'y touchera plus.

Cette irrigation accomplie rapidement, on instille encore quelques gouttes de cocaïne stérilisée, pour l'anesthésie. Puis on procède à l'opération, que je n'ai pas à décrire ici. Je dirai seulement qu'elle doit être menée avec rapidité ; attendu que c'est là encore une des meilleures pratiques d'asepsie.

L'opération finie, et le pansement appliqué comme cela sera indiqué plus loin, le malade est reconduit ou porté dans sa chambre, en l'invitant à ne pas faire de mouvements ; à moins que son état n'oblige à un repos momentané sur la chaise longue.

Une fois dans sa chambre, le calme le plus complet sera recommandé, et les visites seront interdites pour toute la journée. Le plus souvent l'opéré réclame de lui-même qu'on le couche. Préalablement, en hiver, le lit aura été chauffé (brique chaude enveloppée).

V. Stérilisation des instruments. — Les fabricants d'instruments d'ophtalmologie nous fournissent aujourd'hui des instruments excellents et très soignés. Il est évident que tous les manches doivent être en métal ; c'est la seule condition d'une bonne stérilisation, qui ne saurait exister avec les anciens manches en ivoire. Il est de rigueur aussi qu'il n'y ait pas deux instruments montés sur le même manche. Il est préférable enfin que les manches soient lisses, par conséquent sans cannelures.

J'ai pour principe qu'un instrument ne doit servir qu'une

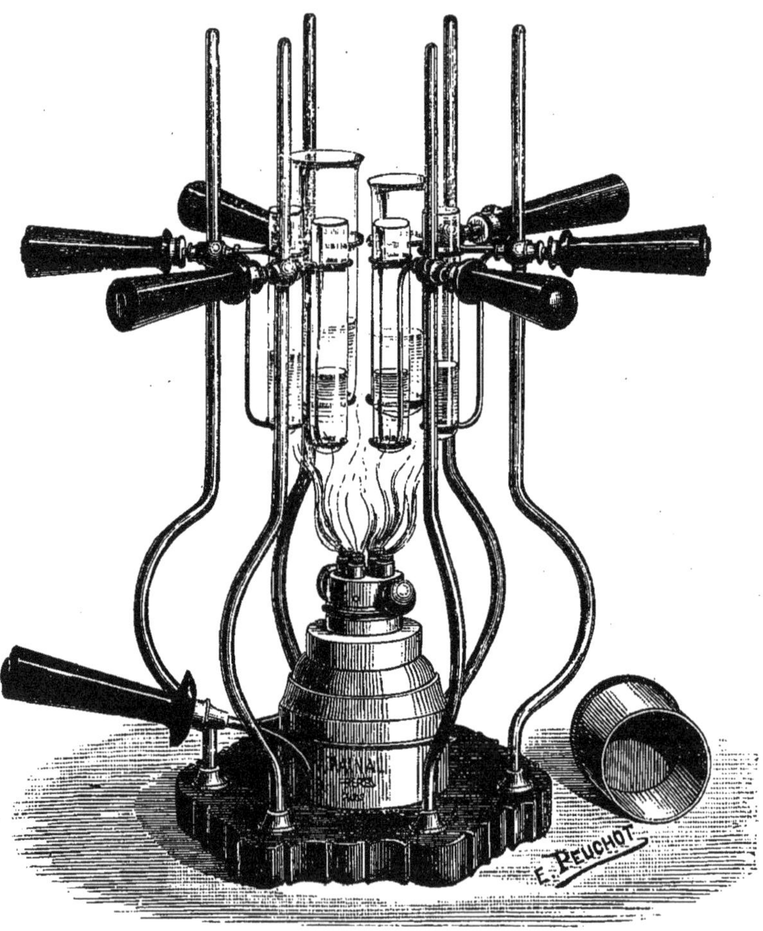

Fig. 4

fois dans la même séance opératoire. C'est-à-dire qu'un couteau à cataracte ne doit pas pratiquer deux opérations successives, qu'une curette ne doit toucher l'œil et y pénétrer qu'une seule fois ; même observation pour les autres instruments intra-oculaires (kystitomes, pinces à iridectomie, etc.).

Il y a donc lieu de stériliser autant de séries d'instruments qu'il y a d'opérations à pratiquer, en y ajoutant un supplément de curettes.

L'appareil à stériliser que j'emploie est celui que j'ai présenté à la Société française d'ophtalmologie en 1889. Il y a donc plus de douze ans que je m'en sers, sans avoir constaté le plus petit inconvénient. La stérilisation se fait au moyen de la glycérine portée à l'ébullition. Ce liquide n'a aucune action sur le tranchant des lames ; des couteaux à cataracte, ayant passé plusieurs fois dans l'appareil, restent toujours aussi bien affilés. Je rappellerai succinctement la description de l'appareil, ainsi que son fonctionnement, que complètera la figure ci-jointe, réduction au tiers.

Il se compose d'une base solide en fonte, sur laquelle sont vissées des tiges métalliques, non flexibles ; sur ces tiges peuvent se mouvoir, ou bien être arrêtées au moyen de pas de vis, des supports qui sont chargés de soutenir de petits tubes de verre ; la hauteur de ceux-ci est de 9 centimètres ; ils sont d'ailleurs analogues aux tubes à analyse d'urine.

Chaque tube peut être séparé de l'appareil, avec son support, et chauffé seul ; leur assemblage permet de les chauffer tous ensemble. Les tubes de petit diamètre sont destinés à un ou deux instruments tranchants ou piquants ; les tubes de plus grand diamètre sont réservés aux pinces, curettes, ciseaux, etc.

En général, pour les instruments d'oculistique, il suffit de stériliser l'extrémité qui sera en contact avec l'œil ; la portion tenue en main se trouve aseptisée dans des conditions acceptables par le passage de la vapeur qui s'échappe de la glycérine chauffée. La stérilisation pour plusieurs opérations intra-oculaires peut être faite dans un temps très court. Voici la manière de procéder :

On verse de la glycérine neutre dans les tubes, jusqu'au tiers ou jusqu'à la moitié de leur hauteur. Les instruments tranchants ou piquants sont suspendus dans le tube au moyen d'une petite anse de fil de fer galvanisé, du modèle ci-contre (figure 5) ; cela est indispensable : car, si le fond du tube venait à casser, l'instrument serait retenu et ne pourrait se détériorer. Tous les autres instruments sont déposés à même dans les tubes. Puis on chauffe progressivement au moyen d'une lampe à alcool spéciale. Dès que les mouvements d'ébullition apparaissent, on arrête le chauffage ; on est arrivé à ce moment à une température de 120 degrés. Après un séjour très court, les instruments sont sortis des tubes et rangés sur un ou plusieurs plateaux, qu'on a eu soin de garnir de compresses de gaze stérilisée.

Le refroidissement est obtenu en une à deux minutes. Pour enlever la petite quantité de glycérine qui adhère au métal, les instruments sont agités rapidement dans de l'alcool absolu, qui dissout instantanément la glycérine et contribue encore à aseptiser chaque pièce. Puis chaque instrument est porté successivement, sans subir aucun essuyage, dans une cuvette en verre à chevalet métallique mobile, avec couvercle en cristal, en attendant le moment de l'opération. La cuvette a été, au préalable, passée au cyanure, et le chevalet a été soumis au flambage.

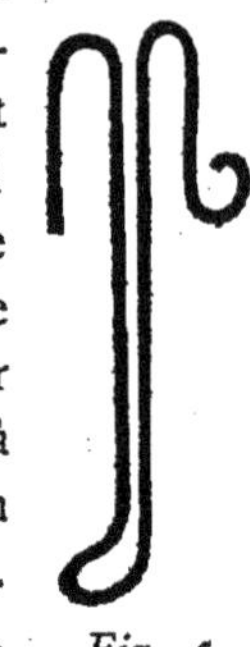

Fig. 5

Pour gagner du temps, deux appareils fonctionnent simultanément : l'un à petits tubes, actionné par le chirurgien lui-même, pour les instruments les plus délicats ; l'autre à tubes plus forts, confié à un aide, pour les pinces, curettes, ciseaux, etc.

La glycérine ne doit être utilisée qu'une seule fois. Elle peut être employée ensuite à d'autres usages : car elle n'est pas altérée.

VI. Pansements. — La question a été agitée, à différentes reprises, de savoir si l'on appliquerait un pansement après l'opération de la cataracte, ou bien si on laisserait l'œil opéré entièrement libre. Une discussion a même été provoquée par un rapport sur ce sujet au Congrès international de Médecine de 1900 (section d'ophtalmologie). J'ai pris part à cette discussion dans les termes suivants (page 298 des Comptes rendus) :

Je ne suis pas de ceux que ralliera la suppression du pansement après l'opération de cataracte. J'ai toujours présentes à la mémoire les expériences de Gillet de Grandmont, dont j'ai été témoin et qu'il a rapportées à la Société française d'ophtalmologie en 1892 (voir les Bulletins, page 69). Dans ses recherches sur la nature microbienne des kératites, Gillet de Grandmont faisait des inoculations septiques dans les lames de cornées de lapins ; l'inoculation ne manquait jamais et donnait rapidement une ulcération, lorsque l'œil était violenté par un coup. Ces faits son, d'ailleurs connus de tous : qu'un enfant scrofuleux ou tuberculeux subisse un traumatisme sur le genou ou sur la jambe, ce sera souvent le point de départ d'une tumeur blanche ou d'une ostéomyélite infectieuse.

En conséquence, l'œil opéré de cataracte devra être protégé contre les chocs ou contre les attouchements *inévitables* par un pansement protecteur, si simple qu'il soit.

Un chirurgien, n'enlèverait-il qu'un modeste kyste sébacé, s'empresse d'appliquer un pansement après l'opération. Laisser un opéré de cataracte sans pansement est contraire à toute règle chirurgicale.

De plus, je dis que c'est rabaisser l'opération de la cataracte, l'une des plus belles conquêtes de la chirurgie oculaire, que de laisser croire à l'opéré qu'elle est d'une telle simplicité que le traitement est terminé après l'extraction.

Si la suppression du pansement était donnée comme règle, les opérés ne tarderaient pas à nous demander à quitter nos cliniques le lendemain, voire le jour même de l'opération..., pour nous revenir alors peu après dans l'état que je laisse à penser, bien entendu en rendant l'opérateur responsable des accidents survenus.

Je n'ai jamais vu, pour ma part, aucun accident et aucune complication imputables à un pansement bien fait. Et je déclare que, si j'avais à subir l'opération de la cataracte, je réclamerais l'application d'un pansement, avec occlusion des deux yeux, dans les conditions que j'impose à mes opérés.

J'ai essayé tous les modes de pansement, et j'affirme n'en avoir pas trouvé de plus sûr que le pansement classique, appliqué sur les deux yeux. Ce pansement se compose d'une compresse sèche, stérilisée par la chaleur, en tarlatane fine, pliée en quatre et s'étalant bien sur la région oculaire, grâce à sa forme rectangulaire ; d'un tampon d'ouate hydrophile stérilisée par la chaleur, non serré et destiné à former coussin élastique ; d'une bande de tarlatane apprêtée, longue de six mètres, trempée dans le cyanure de mercure au millième. Cette bande se dessèche rapidement ; elle maintient bien le pansement, qui est protecteur, et non compressif grâce au gâteau d'ouate. Les oreilles sont laissées au dehors et garanties, au passage de la bande, par un peu d'ouate, ainsi que le nez. Comme cette bande devra être coupée aux ciseaux, la chevelure des femmes sera protégée par un bonnet de nuit, qui d'ailleurs consolide le pansement. Les hommes garderont la tête nue ; mais s'ils ont l'habitude de l'avoir garantie, ils adopteront un bonnet de femme, et non le bonnet de coton, qui déplacerait la bande.

Aussitôt l'opération terminée, je mets le pansement sur les deux yeux. A la rigueur, chez les sujets dociles, on pourrait ne couvrir qu'un œil. J'ai vu parfois des opérés, même parmi les plus tranquilles, dont on se proposait de laisser libre l'œil sain, rouvrir simultanément les deux yeux, au moment de l'application du pansement sur l'œil opéré, et luxer ainsi leur lambeau cornéen (accident dont les conséquences peuvent être graves). Comme il est inutile de s'exposer à cette complication, ne serait-ce qu'une fois sur mille, j'estime que l'apposition du pansement sur les deux yeux est de toute sécurité.

Combien de temps ce pansement doit-il rester en place, sans qu'on y touche ? J'ai expérimenté tous les délais possibles, du deuxième au sixième jour, et je m'en tiens actuellement à la pratique suivante :

Ayant laissé une fois le pansement pendant quatre jours, chez une personne âgée qui ne proférait aucune plainte, et ayant trouvé l'œil en pleine suppuration, j'ai pris l'habitude de changer le pansement le surlendemain de l'opération. D'ailleurs cela soulage beaucoup le malade. Il est entendu que, si l'opéré se plaint de douleurs persistantes le lendemain de l'opération, il faut sans délai examiner l'œil, attendu que des accidents graves peuvent être enrayés, s'ils sont traités dès le début par la thérapeutique appropriée.

Le renouvellement du premier pansement se fait dans la chambre du malade, à la lueur d'un faible éclairage (bougie, petite lampe à pétrole). Avec les plus grandes précautions, on entr'ouvre légèrement les paupières. Un œil exercé voit de suite et rapidement si rien n'est survenu. Le pansement est alors réappliqué sur un œil, si l'on a affaire à un malade docile, sur les deux yeux, si l'opéré est agité et remuant.

Le pansement est ensuite fait tous les jours, sur un seul œil, et cela pendant sept à huit jours. Au bout de ce temps, si rien ne s'y oppose, on protège les yeux par des lunettes coquilles fumées. Il est prudent, chez les malades peu dociles, de remettre encore le pansement la nuit, pendant quelque temps, un choc ou un attouchement pouvant rouvrir la chambre antérieure.

Je le répète, je n'ai jamais eu à enregistrer aucun inconvénient attribuable à ce mode de pansement. Bien appliqué, pas trop serré, il est bien supporté par tous les malades. Il est très solide ; seul un malade vigoureux et délirant peut arriver à s'en débarrasser.

Comme on a pu le prévoir, je n'admets pas que l'opéré soit pansé par une autre personne que par son chirurgien. Lui seul connaît son malade, sait comment il peut réagir et est à même de parer immédiatement à une imprudence.

VII. Convalescence. — Si tout se passe bien, le malade sera autorisé à quitter son lit le lendemain de l'opération. En aucun cas, il ne devra se lever seul ; et, d'une façon générale, tous les besoins de l'existence seront satisfaits avec l'aide ou sous la surveillance d'une garde, toujours sans effort et sans brusquerie.

De retour chez lui, en moyenne au bout de douze jours, l'opéré aura quelques précautions à prendre. Il continuera à lotionner son œil avec la solution d'acide borique identique à celle qui lui servait avant l'opération : ceci pour éviter des attouchements avec les doigts. Il ne quittera pas les lunettes coquilles, surtout pour sortir. Et même, si l'air ou la lumière l'impressionnaient trop vivement, il appliquerait, par-dessus le verre de la lunette, un léger bandeau. Toute fatigue des yeux sera interdite. Et pour cela on ne prescrira les lunettes à verres sphériques convexes, destinées à assurer la vision des opérés de cataracte, que quatre ou cinq semaines après l'opération, et même plus tard.

Il sera recommandé à l'opéré de revenir de suite faire voir son œil, s'il ressentait des douleurs persistantes. En effet, tout danger de complications n'est pas absolument écarté au bout de quinze jours. Et, si ces complications surviennent alors, il est facile d'en venir à bout, par un traitement entrepris sans retard.

En d'autres termes, le malade doit toujours être prévenu que tout phénomène anormal survenant dans son œil opéré doit éveiller son attention, tout ce qui se passera dans cet œil revêtant une allure plus grave que s'il s'agissait d'un œil sain. Ainsi averti, le malade n'aura pas le droit d'accuser le chirurgien de la perte de son œil, s'il survient des accidents graves qu'il aura négligé de soumettre à l'examen de ce dernier, malgré ses recommandations.

Arrivé à la fin de ce travail, je suis un peu surpris de lui avoir donné une étendue qui dépasse les intentions que j'avais en le commençant. Et cependant, après l'avoir relu, je n'ai pas trouvé une seule ligne à retrancher. C'est que j'ai la conviction intime que les moindres détails, dans lesquels je suis entré, ont leur importance, sous le rapport de « la réalisation de la plus grande somme de sécurité pour le succès des opérations oculaires ». Et c'est pour que ma conviction soit partagée par mes lecteurs, que j'ai apporté tous mes soins à ce travail, dans lequel sont compulsées les recherches et les expériences d'une période de quinze années. En s'attachant à suivre méthodiquement les règles tracées dans cette étude, on peut, je pense, avoir la conscience de faire bien et pour le mieux : ce qui ne veut pas dire que l'on ne puisse faire mieux encore.

57605 Reims. — Imprimerie MATOT-BRAINE, 6, rue du Cadran-Saint-Pierre, 6.

www.ingramcontent.com/pod-product-compliance
Ingram Content Group UK Ltd.
Pitfield, Milton Keynes, MK11 3LW, UK
UKHW012309240726
13966UKWH00004B/1743